Journal d'une soignante

Flöh Lolita

Copyright © 2020 Flöh Lolita

Tous droits réservés.

Préambule

Je vais vous raconter mon quotidien de soignante. J'ai envie de partager avec vous mes rencontres, mes bonheurs, mais aussi mes coups de gueule, j'ai envie de vous présenter toutes ces personnes vous raconter ces humeurs qui nourrissent mes tournées, mes journées et mes soirées. Je veux écrire sur ces patients qui me touchent et sur ces rencontres qui me font grandir.

Une soignante c'est la confidente, la proche, presque l'amie. C'est celle qui vous voit nu tous les jours, celle qui rentre dans votre intimité, à qui vous pouvez confier l'impensable, comme un désir de mort, la colère, le ras-le-bol face à la maladie. Soigner l'humain malade, c'est aussi lui recommuniquer sa joie de vivre.

Vêtue de ma belle blouse blanche, armée de mon sourire, je soigne les maux avec des mots. Je vais être sincère avec vous : je suis une soignante heureuse. Ce métier beau et puissant, qui consiste à donner de soi et à aider ceux qui n'ont plus rien à attendre, je l'idéalise au quotidien. Ce métier m'a changée. Grâce à lui, je ne regarde plus le temps qui passe de la même façon.

Je vous souhaite une bonne lecture !

1

Du bonheur d'être soignante

Je suis heureuse dans ma vie professionnelle. Même si certains pensent le contraire. Qui peut comprendre que l'on peut être tout simplement heureuse de passer ses journées à se dévouer pour des personnes malades, âgées ou même démentes ? J'aime mon métier, j'aime travailler avec mes vieux patients malades. J'aime soulager leurs maux, leur remonter le moral. J'aime les accompagner jusqu'à leur dernier souffle. La souffrance des malades que je soigne m'a permis de prendre conscience de la beauté de la vie, de regarder autour de moi et d'apprécier cet univers qui nous entoure. Soigner les autres m'a permis finalement de me soigner un peu et peut-être de réparer quelque chose de brisé, au fond de moi. Cela m'a aussi permis de comprendre que la vie n'est pas si moche, que vieillir c'est pas si con. C'est juste inévitable. Je suis heureuse d'être soignante, fière de l'être.

2

Premier décès

22 h 30, Madame G a rendu l'âme. Ce n'était plus la même depuis quelque temps. Triste, amaigrie et fatiguée. Je l'aimais bien. Il y a des personnes âgées à qui on s'attache dès les premières minutes. Sa richesse, c'était son passé. Ce soir, à 22 h 30 Madame G est morte, seule dans sa chambre, dans son lit. Loin de tous, de son mari déjà mort, de ses enfants trop souvent absents. Elle est partie dans l'indifférence des soignants. Sans regard, sans caresse et sans réconfort. Aucun mot n'a accompagné son dernier souffle. Pendant quelques minutes, j'ai eu les mains moites, la gorge me serrait et mes larmes ont coulé. Je pars l'embrasser une dernière fois, son corps est encore chaud mais son cœur a cessé de battre. Ses joues sont creusées par la souffrance et la dénutrition. Un silence de mort a abattu ce corps qui a tant souffert. Je revois son sourire vivant. Je l'entends encore me parler de sa voix douce.

3

Troubles cognitifs

Comme chaque matin, je vais aider Madame D à se lever. Elle a 85 ans et plusieurs troubles cognitifs. Je viens m'occuper d'elle, le sourire aux lèvres. Je sais qu'il faudra me soumettre à la moindre de ses exigences, au moindre de ses innombrables rituels, relevant davantage des troubles obsessionnels que de simples manies. Tout d'abord, passage aux toilettes. La canne à sa gauche, je la soutiens sous son bras droit. Elle marche lentement. Tout est calculé au millimétre, le lit est monté au même niveau que l'adaptable, lequel est placé près du lit. Il lui faut un d'eau, à moitié plein, juste à moitié, autrement ça fait désordre ! Arrivée dans la salle de bain pour prendre sa douche, Madame D veut qu'ont commence la toilette par le côté gauche, et ensuite seulement le côté droit. Pour l'habillage également. Il y a aussi le rituel pour les médicaments et la réfection du lit. Je l'aime bien, Madame D, mais je suis soulagée quand je pars de chez elle après que ma patience a été mise à dure épreuve.

4

La mort

La mort a débarqué comme ça, un dimanche matin, sans y être invitée. Juste avant la messe de France 2. Aucune pitié, aucune retenue, aucun scrupule. Pourquoi a-t-elle fauché la petite dame ? Elle l'a agrippée alors qu'elle regardait la messe, à la télé. La mort ne savait donc pas que ses petits-enfants passaient la voir, cette après-midi ? Aucun respect pour la famille. Je l'aimais bien cette petite dame, j'aimais bien parler avec elle. Même si elle ne me reconnaissait pas toujours. La mort ne perd rien pour attendre. Je le connais son petit jeu. Elle s'attaque aux plus faibles et leur assène le coup de grâce. Elle frappe sans prévenir, mais elle ne perd rien pour attendre. Elle verra, le jour où je serai vieille quand elle frappera à ma porte, elle pourra insister, je n'ouvrirai pas. Elle pourra toujours crever.

5

Moment gênant

Vendredi 19 h 30. Après le dîner, je ramène Monsieur F dans sa chambre. Jeune, il fut sans doute ce que l'on pourrait appeler un homme élégant. Aujourd'hui, à défaut d'en avoir encore l'allure, il en a gardé le langage vulgaire. Le tout accentué par sa démence maniaco-dépressive. « C'est vous qui allez me coucher ? — Oui, bien sûr. — Et je me couche seul ? Je veux dire : sans femme dans mon lit. — Exactement, monsieur F !" réponds-je, avec un léger sourire amusé. Au cocasse de ma situation, s'ajoute le tragique de l'état de cet homme, totalement perdu dans son passé. Il se tourne sur le côté, prêt à se tomber dans les bras de Morphée quand… — Allez, maintenant foutez-moi la paix et laisser moi dormir ! Dit-il, résigné à dormir seul. — Bonne nuit et à demain ! Trop aimable...

6

Maltraitance

Mardi 18 avril, Madame V a gémi toute la journée, elle a pleuré aussi. Communiquer avec elle est très difficile, car elle est atteinte de troubles cognitifs importants. Cette journée-là, j'étais en binôme avec l'infirmière pour lui donner ses soins. La quarantaine, cheveux bruns, les traits tirés, elle semble ne plus rien attendre de la vie. Ni joie ni peine, rien ne l'émeut, rien ne semble l'intéresser. Elle m'a rejoint dans la chambre de Madame V et est entré sans frapper. Elle s'est penchée au-dessus du lit de Madame V et, tout en lui hurlant à l'oreille, a saisi son visage entre ses deux mains, lui a secoué violemment la tête. « Il faut arrêter de pleurer, vous êtes pénible ! Il y en a marre de vous entendre, faites-vous une raison ! » Choquée, j'ai assisté à la scène sans oser intervenir. J'ai baissé les yeux, j'avais honte. Je n'ai rien dit et je me suis sentie lâche. J'ai sûrement pensé : « Qui me croirait ?!? Elle est infirmière et moi juste une soignante. » Ne rien dire, c'est cautionner de tels actes, c'est légitimer la maltraitance. J'ai juré qu'à partir de ce jour, on ne m'y reprendrait plus.

7

Une collègue énervante

Je pense souvent qu'à l'hôpital, dans les maisons de retraite, dans le soin à domicile... les patients sont le cadet des soucis de certains soignants. Le métier est dur, physiquement, OK, on le sait. Le métier est dur moralement, OK, on le sait aussi. Chaque jour qui passe j'essaie de donner beaucoup, pour recevoir peut-être peu. C'est si beau la reconnaissance. Soigner, c'est communiquer et parler. Soigner, c'est montrer de la bonté envers un patient. Soigner, c'est aimer l'être humain. Les gestes techniques, les bons gestes ils viennent tout seuls, guidés par le plaisir que l'on prend à s'occuper de l'autre. Traitons les patients comme nous aimerions être nous-même traités, dans le respect de leurs valeurs. Je ne comprends pas l'attitude de ma collègue. Elle vient coucher un patient à 17 h, en le mettant brutalement au fond de son lit, sans un regard tendre ni un geste de douceur. Les gestes brutaux, les comportements agressifs, les moqueries diverses sont son quotidien, sa manière habituelle d'être. J'ai remonté plusieurs informations la concernant, mais à cause du manque de personnel, cette collègue est toujours en poste. Elle vient même de signer un CDI.

8

J'ai craqué...

Il est tard, je suis épuisée. Je vais m'occuper du dernier patient. Monsieur L. Au premier abord, il a l'air très bien. Son esprit est à la limite de la normalité. Il est en début de démence. Opposant aux soins, il refuse tout. Il refuse de se laver, de se coucher, mais en même temps il se plaint qu'on ne s'occupe pas de lui. Il veut faire ce qu'il veut, quand il veut. Mais on l'excuse, troubles cognitifs obligent. Je le supporte de moins en moins. Il faut savoir reconnaître ses limites avec certains patients. Je me sens seule face à ce Monsieur L. Il faut apprendre à se maîtriser, toujours avoir un comportement professionnel, toujours savoir mesurer ses paroles, ses gestes dans le respect du patient. Mais ce soir la lassitude a gagné du terrain. Je sens que ses paroles de refus et ses ordres seront de trop. Il refuse d'aller au lit, ce que je peux comprendre. Il me regarde avec un sourire narquois et lance des insinuations douteuses. La fatigue, la colère et l'exaspération je les sens monter en moi. Je n'ai pas le droit de juger, il est malade. Mais personne à qui me confier ou m'aider. « Taisez-vous maintenant ! Taisez-vous ! Il y a des règles à respecter, vous ne pouvez pas faire ce que vous voulez ! » J'ai craqué, un peu, mais pas complètement. Je n'ai pas pu me contenir, personne à qui passer la main. J'ai laissé sortir cette petite haine verbale, je l'ai regretté. À partir de ce jour, je ne me suis plus occupé de Monsieur L , sans regret, mais pas fière non plus.

9

Histoire d'aide-soignante

Quand vous débarquez du monde des bien-portants pour mettre les pieds pour la première fois dans un Ehpad, ça fait un choc. Oubliez les belles visions du troisième âge. Les Ehpad, on ne les montre pas à la télé. La déchéance physique c'est pas assez glamour. Trop dérangeant pour le monde de la jeunesse éternelle et de la beauté illusoire de voir comment il est possible de finir sa vie vieux, dément et seul. La surprise est au rendez-vous au bout du couloir. Ne soyez pas choqué. Vous surprendrez des grands-mères déambuler, nues, dans les couloirs ; vous en surprendrez d'autres proférant des injures. Ou bien encore, certaines se mettront à hurler, et à fondre en larme, en implorant leur mère, leur père, en se demandant pourquoi ils ne sont pas encore venus les voir dans leur perdition. Ce que vous ressentirez sera à la fois un mélange de tristesse, d'incompréhension et d'émotion. Vous serez gêné ou ému par leur désarroi. Vous aurez envie de les comprendre, de les consoler. Leur démence parfois incontrôlable pourra vous effrayer. Malgré la déchéance, la démence et la tristesse, se confronter à tous ces états est une tâche difficile. Cette perpétuelle confrontation à la souffrance, c'est le quotidien des aides-soignants.

10

Apparence trompeuse

Je l'aimais bien, Monsieur C. Un type attachant et brave. J'étais juste choquée de le savoir abandonné et seul. Quatre enfants et pas un ne vient le voir. Il reste cloîtré dans sa maladie. Mais il ne faut pas juger, on ne connaît pas l'histoire des gens. Peut-être qu'il frappait ses gosses. Oui, peut-être. Une nièce, qui avait pris pitié de lui, nous dressa le véritable portrait de cet ancien bourreau. Dans ce passé, pas si lointain, il battait sa femme et ses gosses. Il déchaînait sa haine et frappait encore, toujours plus fort. Moi qui vous imaginais en papy gâteau, monsieur C, ne me parlez plus de votre passé, je ne veux pas le connaître. Je crains déjà d'en savoir trop. Laissez-moi vous prendre en charge comme le meilleur des hommes. Ne me dites plus rien. Laissez-moi dans ma naïveté, cette belle naïveté qui me fait penser que le monde et l'humanité ont de bonnes intentions et de l'amour. C'est terrible. J'ai tellement peur que dans ce monde il en soit tout autrement…

11

"Je ne pourrai pas faire ce que vous faites..."

Combien d'entre nous ont-ils entendu ces réflexions dont on nous rebat les oreilles, à longueur de journée. « Moi je ne pourrai pas faire ce que vous faites..., Quel métier ingrat, ma pauvre... » et j'en passe. Je n'ai pas besoin de votre courage, juste de votre reconnaissance. C'est ce qui m'aidera à vous soutenir. Si je m'occupe de vous, c'est que j'ai choisi de le faire. Ne me plaignez pas. Me plaindre signifierait qu'à vos yeux mon métier n'est que misère et ingratitude. Je suis l'être en blouse blanche qui lave vos corps maladies, celle qui soigne les meurtrissures que la vie vous a infligé. J'aimerais réhabiliter ce monde boiteux, ce monde ignoble qui ne reconnaît plus les siens. Car la maladie ça ne donne pas envie, la démence ça fait peur, et quand on est vieux on n'est pas beau. Triste monde. J'espère qu'un jour, avec mon regard naïf et ma cervelle de soignante idéaliste remplie de joies, j'aurai la chance de voir ce monde gériatrique reconnu à sa juste valeur. Aujourd'hui, je remercie toutes ces personnes âgées qui m'ont fait prendre conscience qu'elles étaient belles. Je remercie la société qui m'a permis d'aller vers les plus faibles.

12

On aimerait leur dire des choses à ceux qu'on soigne

Leur dire « vous avez un cancer, vous allez mourir ». Leur avouer « on ne peut rien pour vous, la partie est perdue », comme si c'était un jeu, comme s'il y avait quelque chose à gagner. J'aimerai leur dire combien je me sens parfois impuissante de leur tenir la main et de les écouter me dire que ça ira mieux demain, parce qu'ils sont simplement fatigués... J'aimerai leur dire combien je me sens mal parce que leur truc, leur machin est en train de les priver de la vie et que je ne peux rien leur dire parce qu'ils ne sont pas prêts, parce qu'ils refusent d'entendre, parce qu'ils veulent garder leurs œillères pour profiter de leur vie, à leur façon, sans savoir... J'aimerais dire à certains patients que je suis fatiguée de les entendre se plaindre d'un rien alors qu'il se passe tellement de choses tristes deux maisons plus loin. Leur dire que ce matin je n'avais pas envie d'aller les soigner parce que chez eux ça pue l'angoisse, parce que leur maison me déprime, parce que même lorsqu'il fait beau ils trouvent le moyen de dire que ça ne durera pas. J'aimerai dire à d'autre que je les aime de ces sentiments si étranges qui naissent parfois entre une compresse et une aiguille. Leur dire qu'égoïstement je voudrais qu'ils ne guérissent pas trop vite, qu'ils ne meurent pas non plus. Parce que ma tournée de soins sans eux sera tellement triste.

13

On n'a pas le temps

J'ai travaillé en service, je sais ce que c'est que de courir. Mais j'ai le souvenir que, si j'avais transféré une patiente de mon service vers un autre sans faire mes transmissions à la collègue qui allait s'occuper d'elle, je me serais fait pourrir. Parce qu'assurer la bonne continuité de ses soins même en dehors de l'hôpital, c'est une base et le manque de temps ne devrait pas être un argument pour passer outre. Est-ce parce qu'on est plus dedans les murs, est-ce parce qu'on ne porte plus la blouse que nos soins et notre travail auprès de nos patients semblent moins compter ? Est-ce parce qu'une fois qu'on quitte l'hôpital pour devenir libérale, on a parfois le sentiment de ne plus être estimé par nos collègues ? Pas le temps. Pas le temps de bien coordonner les soins de son patient sortant. Pas le temps d'éviter à une collègue de se retrouver dans la merde ensuite. Pas le temps de permettre la bonne continuité des soins...

14

Cela ne sert à rien

Me demander ce que je foutais là à écouter une dépressive me parler de sa vie qui va mal tout en sachant qu'elle n'ira pas mieux demain. Regarder ce mec toxicomane me dire qu'il n'a pas replongé alors qu'il suffisait que je plonge mes yeux dans les siens pour comprendre qu'il mentait comme un gosse face à sa mère. Toucher de mes mains un corps dont la vie s'échappe et me demander si j'ai encore le droit de dire que mes soins "soignent" alors qu'elle est en train de mourir... Je suis une soignante qui ne soigne pas toujours et je me demande souvent à quoi ça sert tout ça, mais j'essaye de faire comme ci, pour ne pas que ça serve à rien.

15

La sieste

La sieste c'est un peu un rendez-vous qu'on programme avec nous même et qu'on déteste louper. Ce n'est pas obligatoire c'est vrai mais c'est tellement mieux avec! Dormir l'après-midi c'est important, d'ailleurs tout soignant sait que la sieste sacrée. Merci aux entreprises de gestion de crédit, à celles qui vendent des fenêtres ou des voitures neuves de bien vouloir arrêter de me réveiller pile au moment où je m'endors! Ce n'est pas cool, ça rend grognon.

16

Covid-19

En première ligne dans cette guerre, les soignants, ces soldats à peine masqués et déjà érigés en héros qui font front contre cet ennemi invisible pour le bien de la nation. Protéger et servir, soigner et secourir sauf qu'ils le font souvent au péril de leur vie et mettent en danger celle de leurs patients et de leur famille, car oui, ces professionnels de santé sont souvent mal équipés voire pas équipés du tout. Les tenues de protection renforcées manquent à l'appel et ils travaillent chaque jour avec la peur au ventre. Protéger et servir, soigner et secourir le soignant, un héros malgré lui...ou plutôt une victime qui voudrait pouvoir exercer son métier dans des conditions optimales. Nous, les soignants tentent d'endiguer l'épidémie en mode débrouille avec du matériel de fortune. Ici, on bidouille des masques avec du tissu, des blouses avec des sacs poubelles. Au diable les normes, certifications et dates de péremption! Au pays du Covid, l'inventivité est de rigueur et nécessité fait loi. Chacun demande à être protégé, mais beaucoup ne se soucient pas des mesures de confinement visant à préserver également l'autre. Le gouvernement, quant à lui, reste égal à lui-même. Hier condescendant, aujourd'hui obséquieux envers les professionnels de santé dont il a plus que jamais besoin, il jure, mais un peu tard, que l'hôpital public, en crise depuis des années, doit être réanimé d'urgence.

17

Grève ? Mais pourquoi ?!

En France, les grèves se suivent et se ressemblent. Aux appels désespérés des professionnels de santé, aux mobilisations dans tout le pays, le gouvernement répond par le silence et l'inertie... Mettre sa vie en péril pour vouloir simplement soigner des patients dignement est un acte d'une violence inouïe... Les soignants, ce sont aujourd'hui des millions de voix étouffées dans l'indifférence et le mépris. La santé de tous, patients et soignants compris, est plus que jamais en danger. Épuisée tant physiquement que psychologiquement par des conditions de travail difficiles et parfois délétères, les soignants sont au bout du rouleau.

18

Mourir d'aimer son travail

Travailler trop, travailler coûte que coûte, travailler jusqu'à l'épuisement, travailler le jour, travailler la nuit puis une autre nuit encore et revenir travailler sur son jour de repos et toujours aimer ce putain de métier. Travailler pour pallier les carences institutionnelles, travailler sans y trouver de réelle reconnaissance, travailler dans le stress, jongler avec la mort et surseoir à la douleur et toujours aimer ce putain de métier. Se réveiller un matin et se dire qu'on n'en peut plus, avoir tout miser sur son travail et assister, horrifié à l'effondrement de notre château de cartes sous le poids de nos maux, se sentir incapable, méprisable, avoir le sentiment de ne plus être à la hauteur, et pourtant continuer à aimer éperdument ce putain de métier. Foncer la tête la première, la pédale à fond sur l'accélérateur, vers un probable burn-out, y laisser des plumes, parfois même la vie et mourir d'aimer ce putain de métier.

19

La vie

Malgré l'expérience professionnelle, chaque dernier accompagnement soignant reste une épreuve, un huit clos avec la plus glaçante énigme de la nature humaine qui nous renvoie crûment à notre propre état de mortel et celui de ceux qu'on aime. La mort, ce tabou dont nous ne parlons quasiment pas ou alors du bout des lèvres, en chuchotant, de peur que... Les soins qui l'entourent sont pourtant fondamentaux et scellent définitivement le caractère humain d'une prise en charge. Nous, infirmiers, aides-soignants, auxiliaire, prenons soin jusqu'au bout et même au-delà : nous prenons soin des vivants et accueillons leur mort, quand elle arrive, avec dignité. Nous ne sommes pas ou peu accompagnés et encore moins reconnus pour la pénibilité de ce que représente notre travail. Pourtant, si nous disparaissons, qui sera le garant de l'humanité que nous nous appliquons à apporter jour après jour auprès des patients?

20

C'est magique !

Finalement, quand on est soignante et plus particulièrement à domicile, pas besoin d'applications de fitness ou autre runningtruc sur téléphone mobile. Même en ne voulant pas y mettre du sien, on fait en une matinée: cardio, musculation et autres exercices. Même nos zygomatiques sont sollicités quand au détour d'une sonnette, un grand monsieur nous reçoit pour sa prise de médicaments dans un pyjama en pilou et équipé de magnifiques chaussons en forme d'animal.

21

Le temps

Ce matin je rentre chez Madame N, sa fille, qui luttait contre un cancer depuis plusieurs années, s'est éteinte hier. Le soin que j'ai à lui faire n'est pas long, mais je resterai avec elle, écouter sa peine, essuyer ses larmes, lui permettre de dire ce qu'il y a d'intolérable et illogique dans le fait de voir partir son enfant avant soi. Madame B ne sera pas contente, rapport au coiffeur, Monsieur L non plus, rapport à ses courses, Madame C rapport à son ménage. Ils attendront et je réorganiserai le reste de la journée. Les jours se suivent, je cours toujours mais malgré tout j'arrive quand il le faut à prendre le dessus sur ce temps qui défile, à le dompter et l'arrêter pour mieux le laisser repartir. C'est une gymnastique de tout instant, le temps peut être notre allié comme notre pire ennemi dans ce métier. Le tout est de savoir par moment prendre de la distance et discerner ce qui est important de ce qui peut attendre. La peine, la détresse et la douleur n'attendent pas, le coiffeur, les courses et le ménage le peuvent.

22

Maman travaille

Aujourd'hui, je suis en repos, plusieurs jours d'affilée et je ne vais rien faire... rien faire d'autre que m'occuper de mes enfants, de ma famille, penser à eux, à moi, à nous. J'aime mon métier, mais je ne veux pas qu'il passe avant ce que j'ai de plus cher, je ne veux pas me retourner trop tard en regrettant de ne pas avoir profité de ces moments-là, qui sont précieux. Un conseil à tous ceux qui exercent une profession tournée vers les autres: faites attention à vous et chouchoutez vos essentiels, le temps passe et nous ne sommes indispensables qu'à ceux qui nous aiment.

Fin

www.ingramcontent.com/pod-product-compliance
Lightning Source LLC
Chambersburg PA
CBHW050307220526
45465CB00002B/858